ESSAI

HISTORIQUE ET BIBLIOGRAPHIQUE

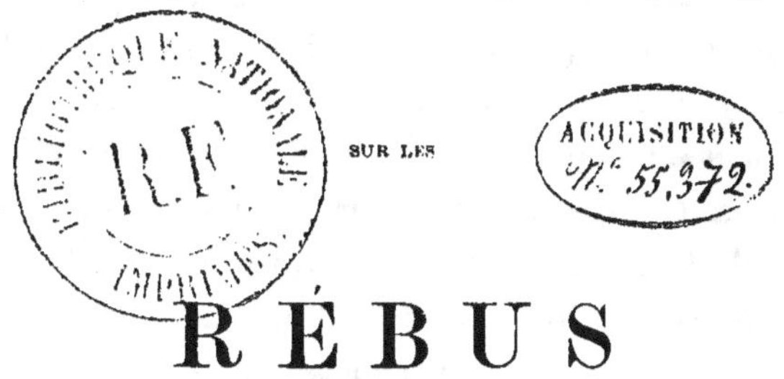

SUR LES

RÉBUS

PAR

OCTAVE DELEPIERRE.

ÉPIGRAPHES:

.... L'art ingénieux
de peindre la parole et de parler aux yeux.—BOILEAU.

Inest sua gratia parvis.

LONDRES:

—

1870.

On pourrait dire, sans être trop paradoxal, que le *Rébus* se perd dans la nuit des temps, car il est probable que les premiers alphabets des peuples primitifs se composaient d'une série de *Rébus*. Les caractères des Chinois, les hiéroglyphes des Egyptiens etc., nous ont conservé des traces très évidentes de cette origine. Elle résulte encore des recherches du Père Caussin[1] et de plusieurs passages des *Hieroglyphica, etc. a Davide Hæschelio Illustrata*, Paris, 1595.

On trouve les *Rébus*, comme toutes choses, chez les Romains. Jules César fit représenter un éléphant sur quelques-unes de ses monnaies, parce qu'en Mauritanie, l'éléphant s'appelait César. Cicéron dans sa dédicace aux Dieux s'est désigné sous les noms de Marcus Tullius, suivis de la représentation d'un pois chiche, appelé *Cicer* par les latins.[2]

Le Rébus, on le voit, est la figure naturelle, l'image propre, simple et directe de l'objet qu'il représente ; il montre au doigt, pour ainsi dire, la chose telle qu'elle est, sans rappeler l'idée d'aucune autre. C'est en quoi il diffère

---

[1] "Symbola Ægyptiorum Sapientia," authore P. Nicholas Caussino, Paris, 1634, in-8°.

Cet ouvrage, sans nous présenter strictement des *Rébus*, fournit les plus amples détails historiques et mythologiques pour en faciliter la composition.

[2] *Camden.—Remains concerning Britaine, etc.* Cet écrivain un des plus grandes savants de l'Angleterre, n'a pas dédaigné de consacrer un chapitre de ce livre, aux *Rébus*. Nous y reviendrons, lorsqu'il s'agira des *Rébus* Anglais.

essentiellement de *l'emblême* et de la *Devise* qui ne sont que
l'expression indirecte d'une pensée plus ou moins déguisée
sous une image analogue et dont l'essence est dans l'allusion.[1]
Il y a encore cette différence entre ces deux sortes d'images,
que l'emblême est toujours un tableau de la pensée rendue
sensible sous une forme d'emprunt, tandis que le *Rébus* ne
peint le plus souvent que le mot, et ne rend la pensée que
par des équivoques.   Le *Rébus* dit Littré dans son Dictionnaire, est un jeu d'esprit qui consiste à exprimer, au moyen
d'objets figurés, ou de certains arrangements, les sons d'un
mot ou d'une phrase entière qui reste à deviner.   Dans le
sens figuré c'est une équivoque, un mot pris dans un autre.
sens que celui qui est naturel.

Les *Rébus* pourraient servir à composer des livres pour
les hommes qui ne savent pas lire, car ce sont des images
qui parlent principalement aux yeux; ils ont eu en Europe
une célébrité réelle comme les détails suivants vont le prouver.
Cependant, contre toute attente, le facétieux Rabelais* s'est
montré très irrité contre les Rébus de Tabourot, qu'il cite
dans le passage suivant:

"En pareilles ténèbres sont compris ces transporteurs de
noms lesquels voulant en leurs devises signifier *espoir*, font
pourtraire une sphère; des pennes d'oyseaux, pour *poines;*
de Lancholie (sorte de chou) pour Mélancolie; la lune
bicorne, pour vivre en croissant; un banc rompu, pour
banqueroute; un list sans ciel, pour licentié. Qui sont
homonymies tant ineptes, tant fades, tant rusticques et
barbares, que l'on debvroit attacher une queue de renard au
collet, et faire un masque d'une bouge de vache à un chascun

---

[1] Leber, Introduction au Mémoire de Mr. Rigollo, sur les Monnaies
inconnues des Evêques des Innocents et des Fous. Paris, Merlin, 1837,
1 vol 8°.

* Gaugantua, ix. chapit du 1er livre.

d'iceulx qui en vouldroit dorenasvant user en France, après la restitution des bonnes lettres."

Malgré cet anathême, Rabelais, pour plaire sans doute au peuple et aux provinciaux, s'est laissé aller lui même à nombre de quolibets et de *Rébus* en paroles. De bonne foi, d'ailleurs, appartenait-il bien à l'auteur des *Songes drolatiques* de fulminer contre les *Rébus* une pareille sentence? Cette sainte fureur de maître Rabelais, à propos de compositions bizarres et de mauvais goût, ne serait-elle pas une facétie déguisée, comme tant d'autres dont ses livres sont remplis? Le premier poète de son temps, moins difficile, et d'une autorité tout aussi imposante que la sienne, Clément Marot (coq à l'asne à Lyon Jamet) aurait pu l'envoyer dans *l'ile des Lanternes*, faire le dégoûté, dit M. C. Leber, dans le livre déjà cité. Il ajoute :

"Je n'abandonnerais pas sans regrets mes innocents *Rébus* au mépris qui semble les réclamer; j'oserais même les préférer à des sujets plus piquants et plus graves d'une autre école, et enfin je ne rougirais pas de m'y intéresser. Les choses, les plus futiles en apparence, peuvent se recommander par leur excès. Or il y a tels *Rébus* dont la conception est si extravagante, ou si sérieusement bouffonne, qu'il est impossible de les deviner sans éclater de rire, tant le sujet en est ridicule, et l'exécution pitoyable ; d'autres présentent une image tellement compliquée, que les facultés intellectuelles y trouvent de quoi s'exercer longtemps avant d'en pénétrer le mystère. Les *Rébus* peuvent dont être bons à quelque chose, car c'est quelque chose pour le commun des hommes de trouver une occasion de rire ou de s'exercer l'esprit."

Le livre des *Bigarrures du Seigneur des Accords*, si maltraité par Rabelais, avait de doctes partisans, même du vivant de l'auteur, entr'autre Etienne Tabourot, qui était l'ami de Pontus de Thiart et d'Etienne Pasquier. Son livre, où il traite spécialement le sujet des *Rébus*, est aujourd'hui très recherché des bibliophiles. Il les nomme *Rébus de Picardie* „par la raison, dit-il, que les Picards, sur tous les Français, s'y sont infiniment pleus et délectéz, et qu'on les a baptisés du nom de cette nation par Autonomasie, ainsi que l'on dit *Bayonnettes*, de Bayonne, ciseaux de Tholose, couteaux de Langres, moutarde de Dijon. Ce sont des équivoques de la peinture aux yeux."

Il ajoute ailleurs : "Sur toutes les folastres inventions du temps passé, j'entends depuis environ trois ou quatre ans de ça, on avait trouvé une façon de devises par seules peintures qu'on soulait appeler *Rébus*."[1] Cette observation semblerait indiquer que Des Accords croyait le Rébus d'invention moderne.

Un second chapitre est consacré à une autre façon de *Rébus*, qu'il appelle Rébus par lettres, chiffres, notes de musique et noms sousentendus, par superposition de mots ou de lettres. (L'ouvrage renferme seize *rébus* gravés dans des médaillons, et dont quelques uns est fort originaux.)

Lorsqu'il envoya la 2ième édition de son livre au savant Pasquier, Conseiller et avocat général du Roi, à Paris, celui-ci lui adressa en remerciement, une longue épitre dont nous donnons quelques extraits, tant parcequ'elle nous apprend plusieurs particularités curieuses, que parceque le recueil de lettres de Pasquier est assez rare.

A MONSIEUR TABOUROT, PROCUREUR DU ROY AU BAILLIAGE DE DIJON.

. . . . J'ay leu vos belles Bigarrures et les ay

---

[1] Brantome, dans ses Capitaines Français t. 2. p. 130, dans *Lucurne* dit : Ceux de la ville d'Arras en Artois ont esté de grands causeurs de tout temps, et font des rencontres qu'on appelle des *Rébus* d'Arras.

leues de bien bon cœur, non seulement pour l'amitié que je
vous porte, mais aussi pour une gentillesse et naïveté d'esprit
dont elles sont pleines, ou pour mieux dire pour estre bigar-
rées et diversifiées d'une infinité de beaux traits.

J'eusse souhaicté qu'en la seconde impression on n'y eust
rien augmenté. S'il m'est loisible de deviner, il me semble
que l'on y a ajousté plusieurs choses qui ne ressentent en rien
de vostre naïf esprit, et croirois fort aisément que c'eust esté
quelqu'autre qui vous eust mal à propos presté ceste nouvelle
charité. Il faut en tel sujet que l'on pense que ce soit un
jeu, non un vœu, auquel fichions toutes nos pensées. Vous
cognoistrez par là que je vous aime et vous honore, puisque
pour la première fois je vous parle aussi librement. Au
demeurant je trouve qu'en cette seconde impression vous ap-
propriez à Jacques Pelletrier les facéties de Bonaventure
Du Perier. Vous me le pardonnerez, mais je croy qu'en
ayez de mauvaise mémoire. J'estois un des plus grands
amis qu'eust Pelletier, et dans le sein duquel il desploioit
plus volontiers l'escrain de ses pensées. Je seay les livres
qu'il m'a dit avoir faits. Jamais il ne me feit mention de
cestuy. Il estoit vrayment poète et fort jaloux de son nom,
et vous asseure qu'il ne me l'eust pas caché ; estant le livre
si recommandable en son sujet qu'il mérite bien de n'estre
non plus désavoué par son autheur que les facéties latines
de Poge Florentin. Du Perier est celuy qui les a composées
et encore un autre livre intitulé : *Cymbalum mundi*, qui est
un *Lucianisme* qui mérite d'estre jetté au feu, avec l'autheur,
s'il estoit vivant.

J'adjousteray à la suite de cecy que les deux Vers françois
rétrogrades que vous attribuez à Monsieur l'Official Tabourot,
sont miens. Il y a plus de quinze ans qu'il les eust de moy,

et en prit la copie chez feu Monsieur d'Ampierre, maistre des comptes, sien parent, et mon voisin.

. . . . Celuy qui des premiers a fait entre nous ouverture aux *Rébus*, est Geofroy de Thory, en son livre de *Champ Fleury*, que je vous souhaite non seulement pour cest argument, ains pour tout le discours de votre œuvre. D'autant que vous pourriez en recueillir plusieurs belles instructions non esloignées de votre but. . . . . . . Je scay bien que quelque malhabile homme qui voudra faire le stoïque, ou pour mieux dire, trancher du sot, estimera la plus grande partie de ce que dessus (c'est à dire toutes les espèces de jeux d'esprit qu'il a cités) bouffonneries ; mais un autre qui sera mieux né les estimera belles fleurs. Il n'est pas dit qu'il faille toujours mettre la main à œuvres graves et sérieuses. Tout ainsi que le corps s'alimente et nourrit de viandes solides, et néantmoins reprend quelquefois goust des salades et herbages qui sont de peu de substance, ainsi est-il de nos esprits lesquels il est bienséant d'assortir de fois à autres d'un doux entremets de gayetés et gaillardises. Puisque la présente est vostre désormais, vous en ferez ce qu'il vous plaira, tout ainsi comme de l'autheur qui désire se perpétuer en vos bonnes graces. A Dieu ! [1]

Gilles Ménage prétend que le nom de *Rébus* leur viendrait de ce que les clercs de la Bazoche de Picardie s'amusaient tous les ans, au Carnaval, à réciter au peuple d'Amiens des

---

[1] Etienne Tabourot lui-même n'accordait pas plus de valeur qu'il ne faut à ces jeux d'esprit : "Je ne conseille pas de s'y amuser, dit-il, sinon par forme de passetemps, à quelques gens de loisir, au lieu de branler leurs jambes. Car quant à ceux qui penseraient estre veus ingénieux et scavants, en si frivoles recherches, je les estime dignes de chercher toute leur vie des espingles rouillées à l'endroit des gouttières."

facéties et satires bouffonnes, où ils faisaient grand usage d'allusions équivoques figurées par des *Rébus*, et qu'ils appelaient en latin: *De rebus quæ geruntur*, c'est à dire : Nouvelles du jour. Ces revues plus ou moins piquantes des aventures et intrigues de l'année, dans la ville et les faubourgs avaient le mérite d'une pointe de scandale qui donnait à chacun la joie d'entendre rire de son voisin. Le mot de *Rébus* était le seul du titre, qui était resté dans le souvenir et dans la bouche du peuple, lorsque ces jeux dégénérèrent en licence et furent interdit par l'autorité. Néanmoins le genre du *Rébus* survécut.

Furetière et Menestrier donnent sur l'origine du mot la même explication que Ménage. Toutefois M. C. Leber veut, que la Basoche Picarde ait usurpé le mérite de l'invention. Il est porté à croire qu'elle n'a fait que développer et perfectionner un art des plus anciens. L'idée mère des Rebus, dit-il, doit venir de plus loin. Elle appartient vraisemblablement à l'enfance de la société.

Le premier alphabet né des besoins de la civilisation n'était guère qu'une Chaîne de Rébus, c'est à dire une image matérielle, non de la pensée, mais des objets mêmes dont la pensée n'est que la reflexion. Tel fut évidemment, dans son origine, l'art de peindre la parole chez les deux peuples les plus anciens du monde, comme les Chinois et les Egyptiens. Les caractères si nombreux, si compliqués de l'écriture chinoise, ne pouvaient être primitivement que des Rébus. Il en est de même de la *Pictographie* des anciens Mexicains, sur laquelle un savant abbé français nous a donné de si singuliers détails.

Tout annonce aussi que les Hiéroglyphes vulgaires de l'Egypte antérieure aux temps historiques, participaient plus ou moins de cette nature d'images.

Il n'est pas même bien certain que les anciens n'aient pas connu le Rébus proprement dit. Il existe dans le cabinet des antiques de la Bibliothèque impériale à Paris, deux ou trois petites peintures sur verre, en forme de médaillon, et de l'époque du Bas-Empire, exécutées au moyen de l'application d'une substance métallique, dont l'une a tout-à-fait l'apparence d'être un Rébus.[1]

On rencontre plusieurs *rébus* dans des recueils de poésies et d'autres livres gothiques de la première moitié du seizième siècle. Au nombre des plus curieux sont les deux *Rondeaux d'amour, composé par signification* qui se trouvent à la fin du recueil excessivement rare intitulé : *Opera jocunda Johannis Georgii Alioni Astensis, metro macharonico materno et gallico composita. Ast. 1521, petit in-8vo.*[2]

Charles Brunet, dans une édition qu'il a publiée des poésies françaises *d'Alione*, a donné quelques détails sur l'auteur et sur les éditions de son livre. Comme ils laissent à désirer, et que depuis, il a été découvert un troisième exemplaire de 1521, disons en quelques mots ici. Le premier exemplaire avec date est celui qui se trouve dans la Bibliothèque du Duc

---

[1] Une de ces peintures, qui représente un portrait, est gravée dans le Recueil du Comte de Caylus, t. 3, page 193. (Voir les notes du travail de MM. Rigollo et Leber sur les monnaies des Evêques des fous etc., p. 159.)

[2] On sait que M. Tosi, libraire de Milan, recommandable par ses connaissances bibliographiques, eut le bonheur de se procurer un exemplaire complet, de la 1re édition des œuvres d'Alione, portant la date de 1521. Au moyen de cette découverte, il put juger avec certitude que la prétendue édition sans date, sur laquelle dissertaient tous les bibliographes Italiens, n'était autre que celle de 1521, jusqu'alors fort mal connue d'un livre curieux, qu'une suppression sévère a rendu excessivement rare, et qui n'est bien connue que depuis peu.

Rondeau d'amours composé par significations

Amour fait moult sargent dely se mesle

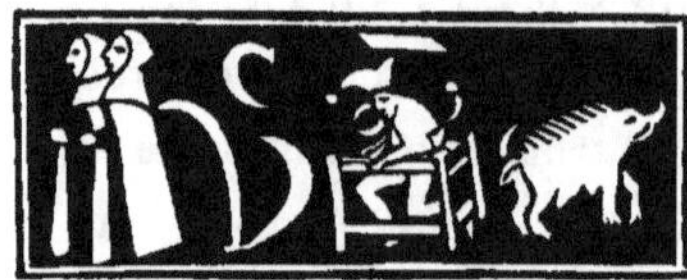

Car mes cincq sens sont en travail pour celle

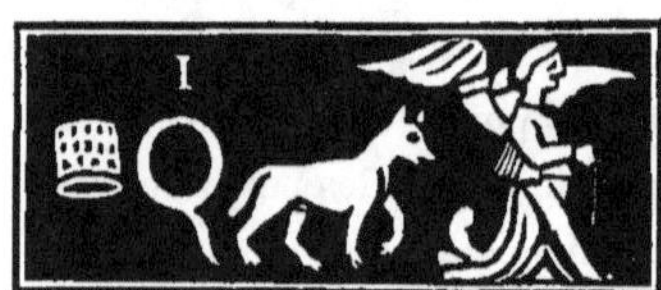

De qui louange

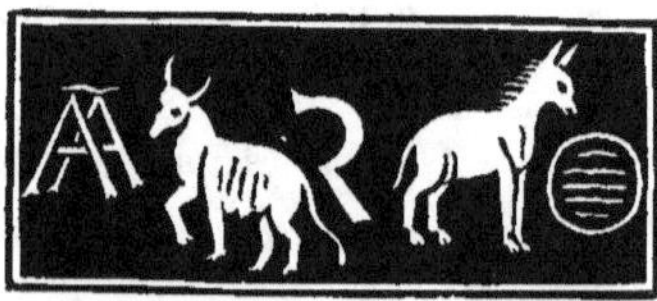

Ast ore est anoblie

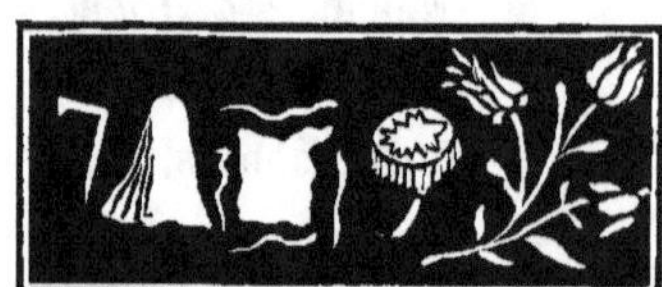

Cest mon escu envers melancolie

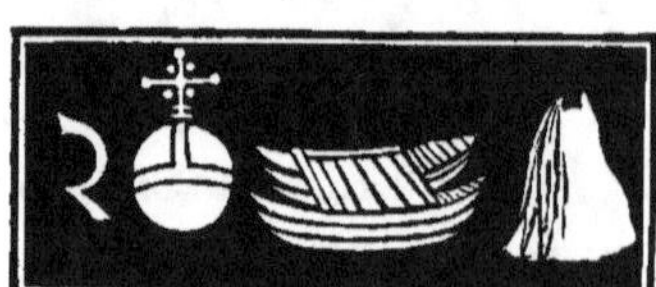

Et mon deport, mon

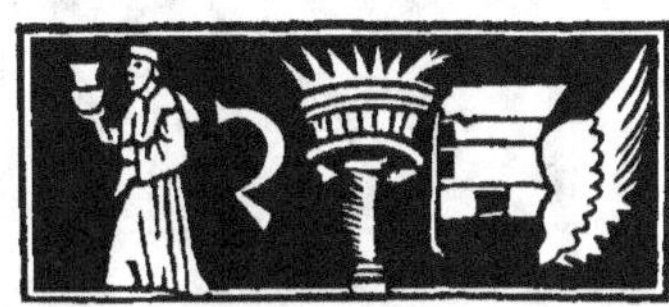

Mire et ma tutelle

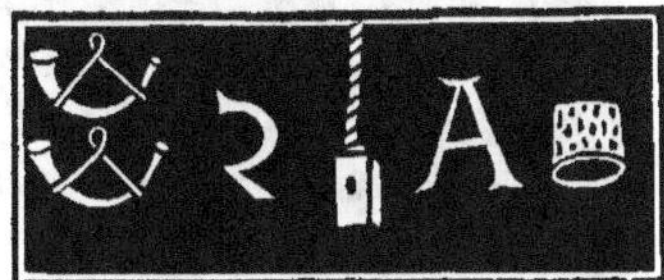

Corps et viz a de

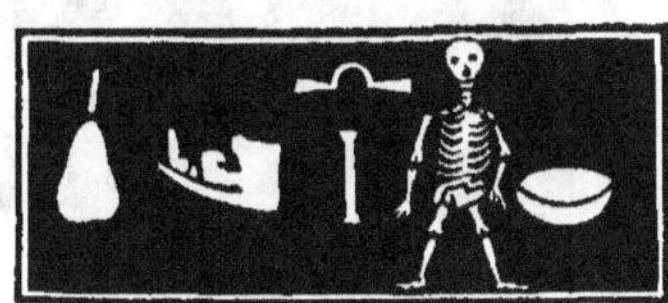

Figure immortelle ;

Puis a franc coeur et l'œul

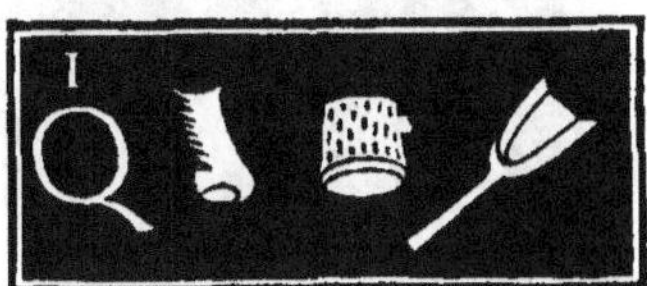

Qui ne depelle

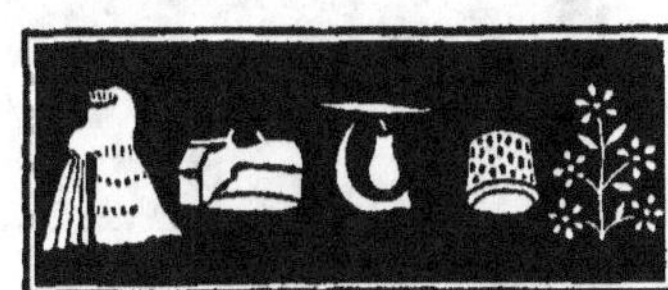

Mon bon espoir ente de n'oublie mie

Amour fait moult.

J'ay sœur acces

Vers sa ronde mamelle

Qu'a touchier ose et me

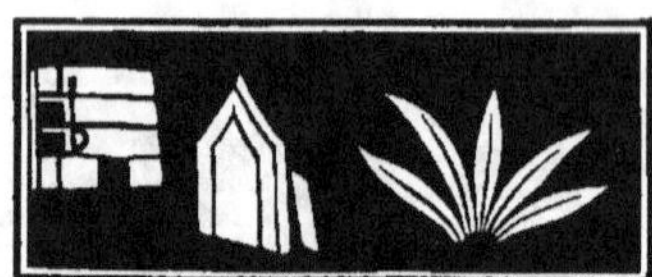

Repais sur elle

D'un franc baisier au

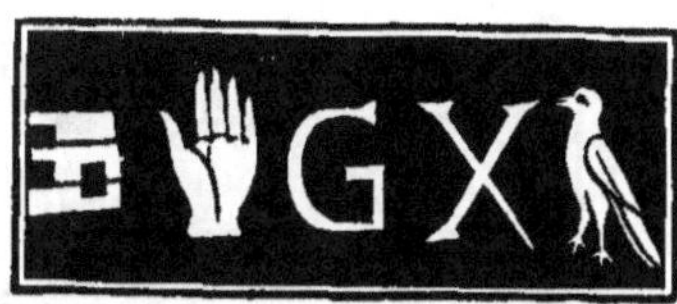

Remain je diz pye

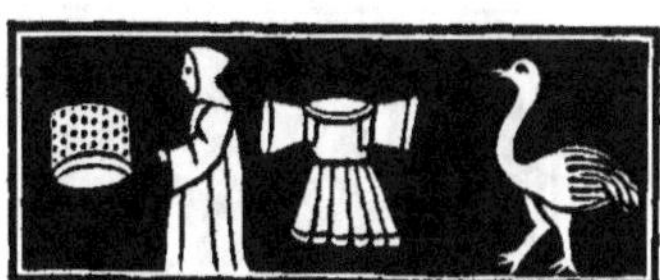

De moy ne say sy ne

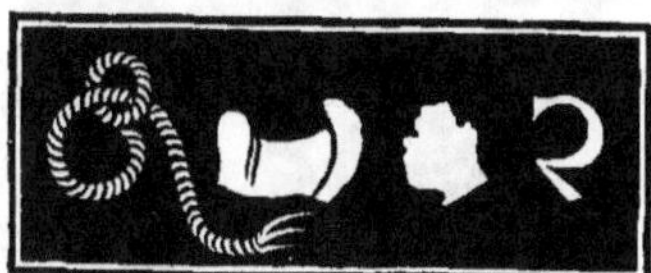

Las selle truffe et

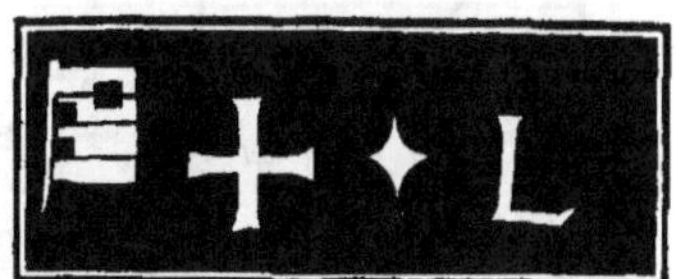

La croy point telle

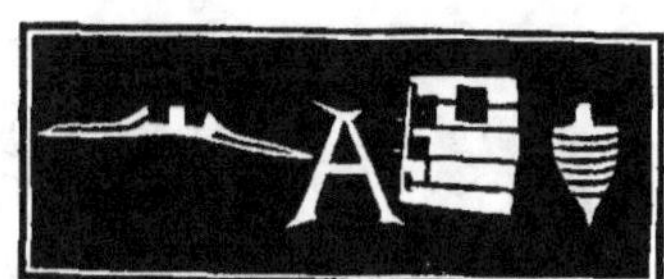

Joue a la toupye

Amour fait moult.

Ce n'est qu'abuz d'amours

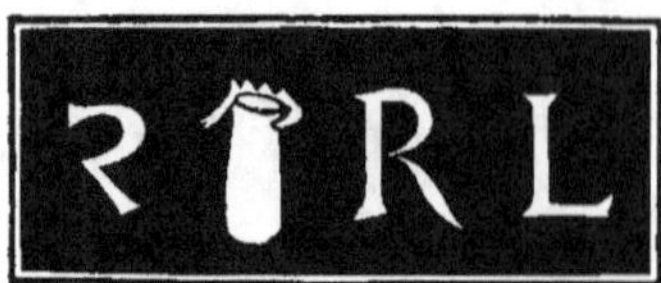

et sa querelle

Pensez que c'est

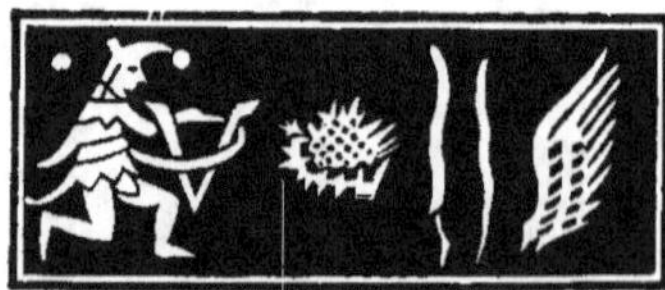

Folye universelle

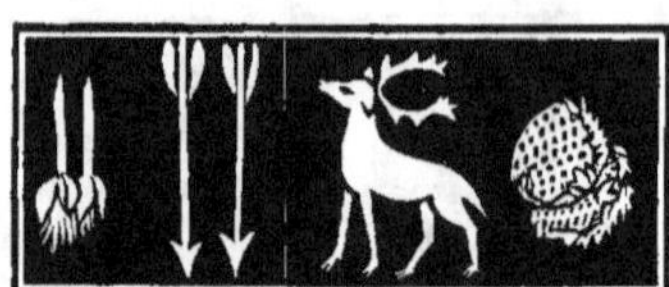

Autres servans et

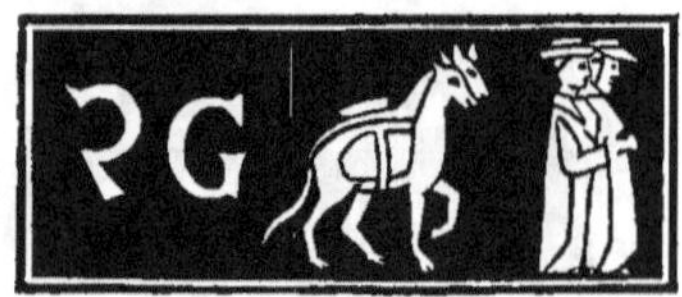

Je sommes pres las

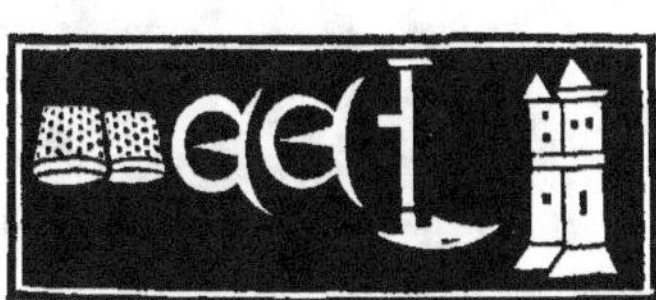

De ses faulx tours

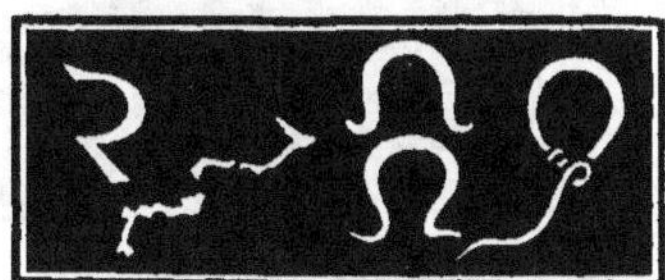

Et mi mors en ses las

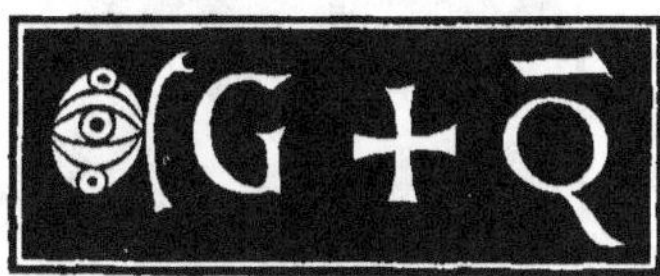

E dieux je crois que

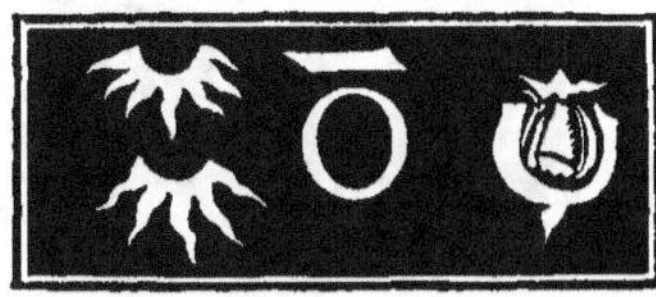

Raison ne s'en mesle

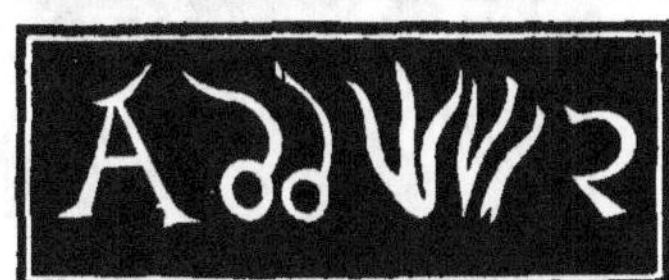

Attrapez seuz et

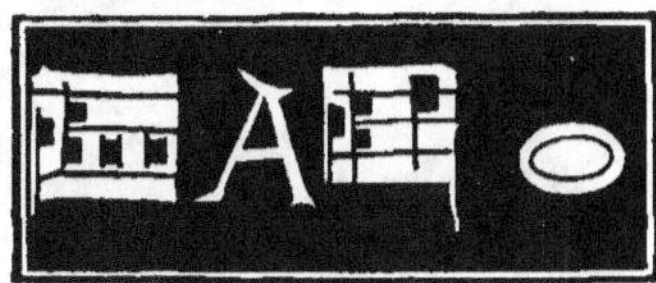

Miz a la couppelle

Dedens sa court

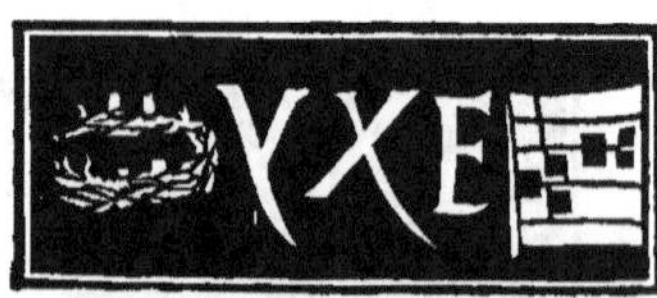

Et par qui diz helas

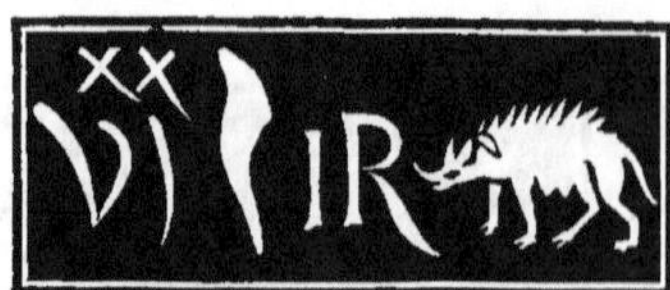

Si vins languir pour celle

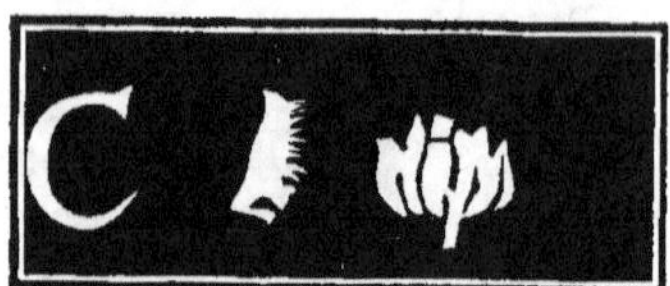

Ce n'est qu'abuz.

Qui or me trompe

Je la congnois si ne

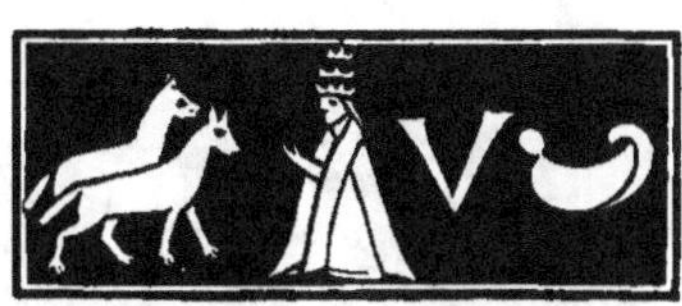

L'euz pas pucelle

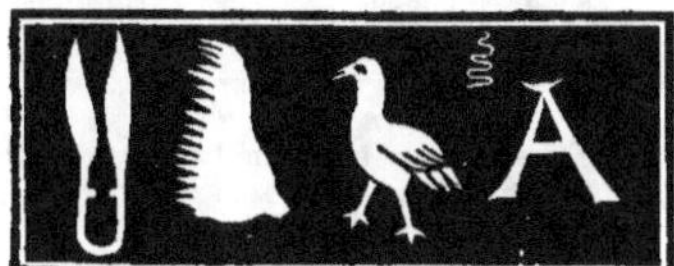

Force monnoye a

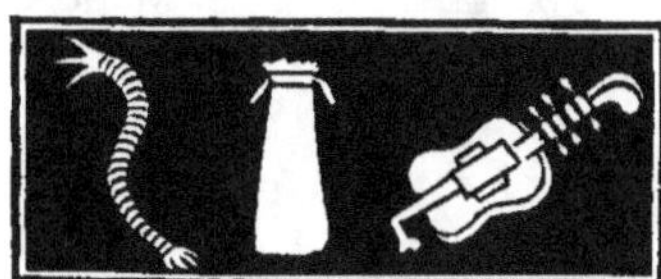

Corde sa vielle

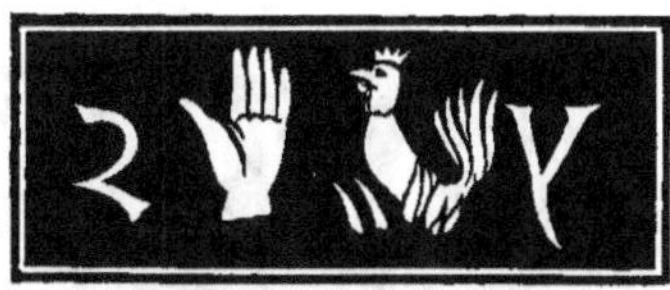

Et maint cocquart y

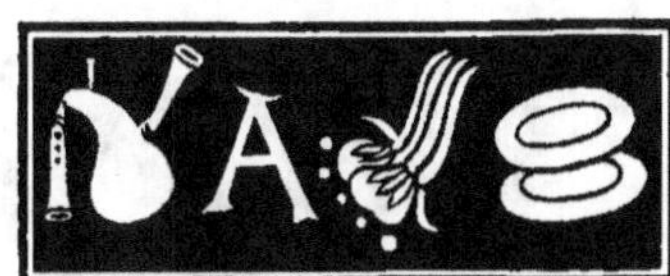

Muse a bourseaux platz

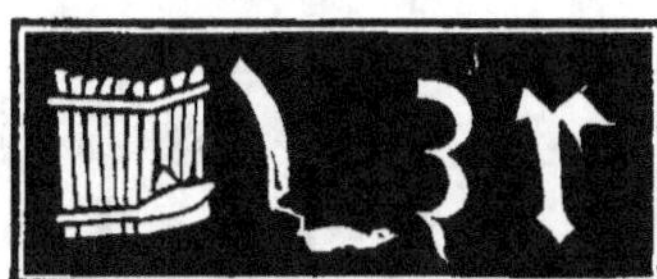

Pour ce y renonce et re

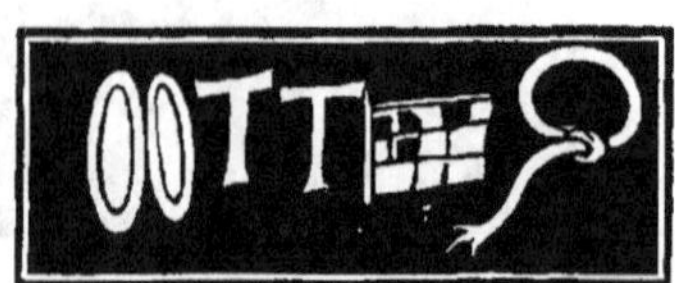

Metz telz solas

Aux nouveaulx qui mieulx dansent

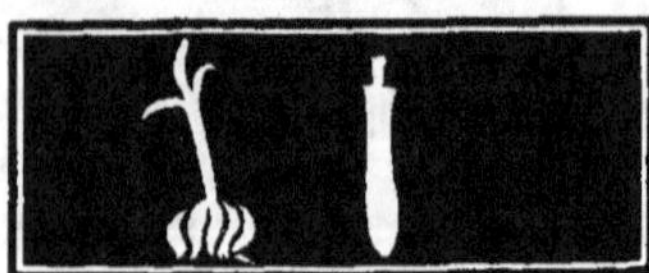

Au chant d'elle

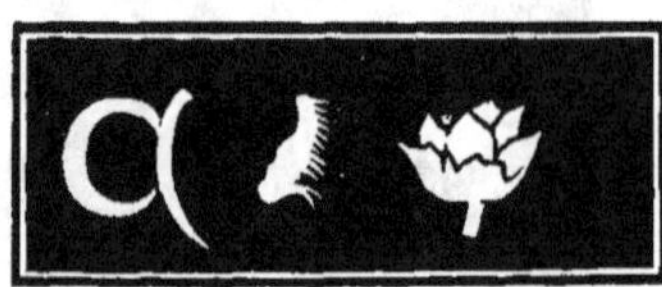

Ce n'est qu'abuz

FINIS.

Rondeau en flameng
Florens hauw veel vriendt vuyt vercoren
Van comdi nu dus vroech ghegaen
Men seyde dat ghy waert verloren
Florens hauw veel vriendt vuyt vercoren
En wilt u doch up my niet storen
Al hebbic dit rondeel gedaen
Florens hauw veel vriendt vuyt vercoren
Van comdi nu dus vroech ghegaen

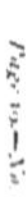

de Parme, et qui provient de la vente de Libri.[1] Le véritable titre a été remplacé par un facsimile calligraphié de manière à tromper les plus habiles.[2]

Le second exemplaire a appartenu successivement à MM. Hanrott, Heber, J. Ch. Brunet et aujourd'hui à M. R. S. Turner, de Londres, qui l'acheté 885 frcs. à la vente de Brunet.

Le troisième se trouve à la Bibliothèque *Colombine*, de Séville, collection formée par le fils de Christophe Colomb, dont on rapporte que M. Gayangos prépare une édition du catalogue.

Des exemplaires *d'Alione*, imparfaits et sans date, se voyent à la Bibliothèque de Lord Spencer, après avoir passé par celles de Gaignat, La Vallière et Remondini ; ainsi que dans

---

[1] Cet exemplaire, d'une très belle condition, avait, outre plusieurs témoins, diverses feuilles qui n'avaient pas été coupées. Il fut acheté 1,750 francs par M. Payne. Le Prince de Parme, retiré à Paris, continue, sous le nom de *Comte de Villafranca*, ses recherches de Bibliophile, et possède une belle collection de livres curieux.

[2] A l'occasion de ce titre refait, M. J. Ch. Brunet (qui avait payé son exemplaire 600 francs), à l'article *Alione* de son Manuel du Libraire, donne les détails suivants : " L'exemplaire payé 1,750 frcs. à la vente *Libri*, en 1847, n'était complet qu'en apparence, car le titre en avait été refait ; comme le prouve ce passage d'une lettre qu'écrivait à M. Libri, l'habile restaurateur de livres qu'il avait chargé de cette opération : " Je vous apporterai aussi *Opera Jocunda*. Quoique ce changement de titre, le livre étant relié, fut une opération délicate, vous avez eu raison de demander ce changement. Le livre y gagnera, car j'ai trouvé positivement du même papier, et quand la restauration sera faite, comme j'espère qu'elle le sera selon votre goût et votre désir, je défie que l'on doute que cette feuille ne soit pas le titre véritable." (Acte d'accusation contre Libri Carucci, article Grenoble).

celle de M. R. S. Turner, provenant des ventes de Croft et de Bright.

MM. Tosi et G. Daelli ont publié une réimpression de l'exemplaire du Duc de Parme, dont le titre est refait.

A l'exemplaire *avec date*, de M. Turner, il manque deux feuillets de rébus, de sorte qu'il n'existerait de ce livre aucun exemplaire parfait, à moins que celui de la Bibliothèque *Colombine* ne le soit, ce qui est encore à vérifier.

Un second Sonnet en rébus figurés, également de la première moitié du seizième siècle, et que nous donnons ici, est extrait du livre de Jean Baptiste Palatin.[1] Il peut être mis avec celui d'Alione, au nombre des plus longs rébus composés en ce siècle, et mis à côté de la prière à la Vierge, entièrement en rébus, qui se trouve dans un livre d'Heures imprimé vers 1500, orné d'un grand nombre de figures bibliques. M. C. Leber l'a reproduite avec la traduction.

C'est le lieu de mentionner ici deux manuscrits de la Bibliothèque Impériale de Paris, exécutés vers le fin du $\mathrm{xv}^{\text{ème}}$ siècle, ou au commencement du $\mathrm{xvi}^{\text{ème}}$. Le premier contient 166 *Rébus*. C'est un in-folio sur papier, ayant pour étiquette : *MS, Rébus de Picardie enluminés.* Il se compose de 150 feuilles, portant sur le recto un *Rébus* dessiné ordinairement d'une manière large et spirituelle et indiquant un bon artiste. Seize autres rébus se trouvent sur le verso. Le dessinateur n'ayant ajouté ni titres ni explications, deux personnes, probablement au $\mathrm{xvi}^{\text{ème}}$ siècle s'évertuèrent à les trouver, mais faute d'entendre le Picard, elles commirent

---

[1] Libro di M. Giovanibattista Palatino nelqual s'insegna a scriver ogni sorte di lettere, etc. Roma, 1545, in-4º.

Le sonnet se trouve au chapitre intitulé : *Cifre quadrate et sonetto figurato.* Il occupe quatre pages entières.

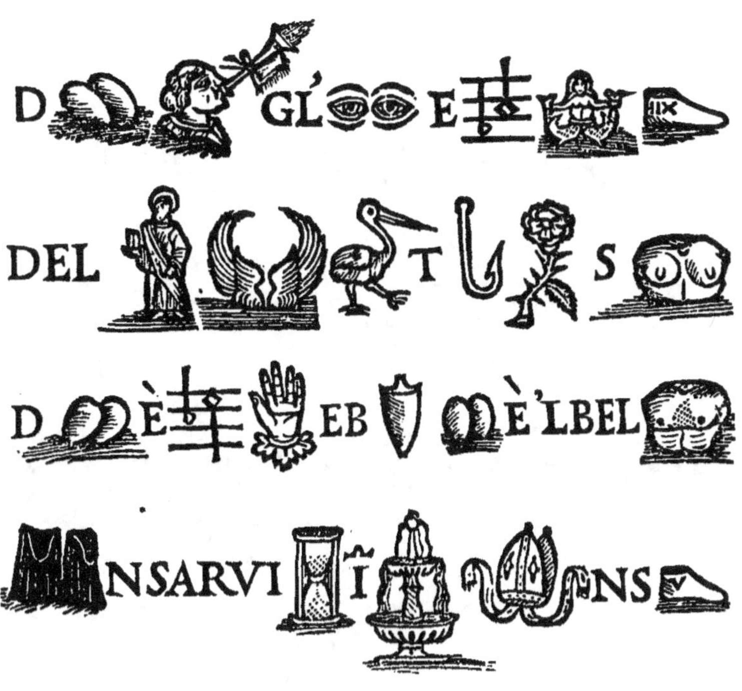

Dov'e son gli occhi et la serena forma,

Del santo alegro, et amoroso aspetto?

Dov'e la man eburna ov'e 'l bel petto

Ch'appersarvi hor 'in fronte me transforma?

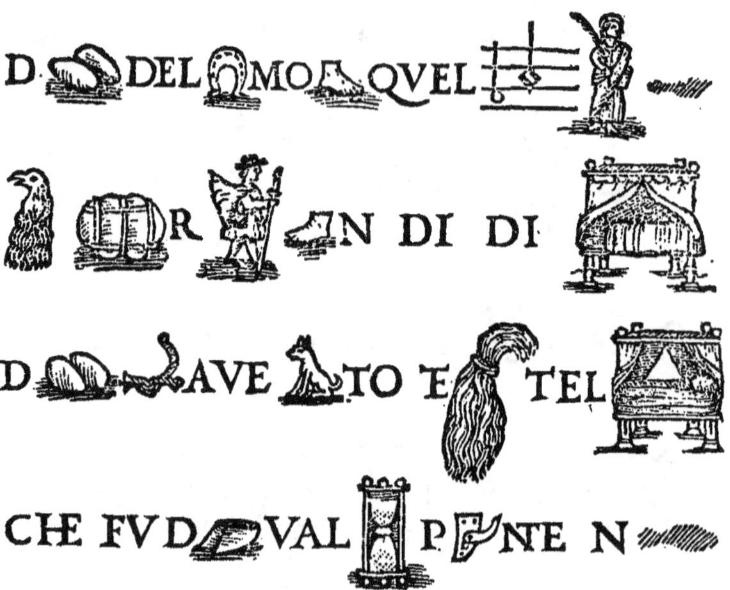

Dov'e del fermo pie' quella sant'orma

Col ballar pellegrin pien di diletto?

Dov'e 'l soave canto, et l'intelletto

Che fu d'ogni valor prestante norma?

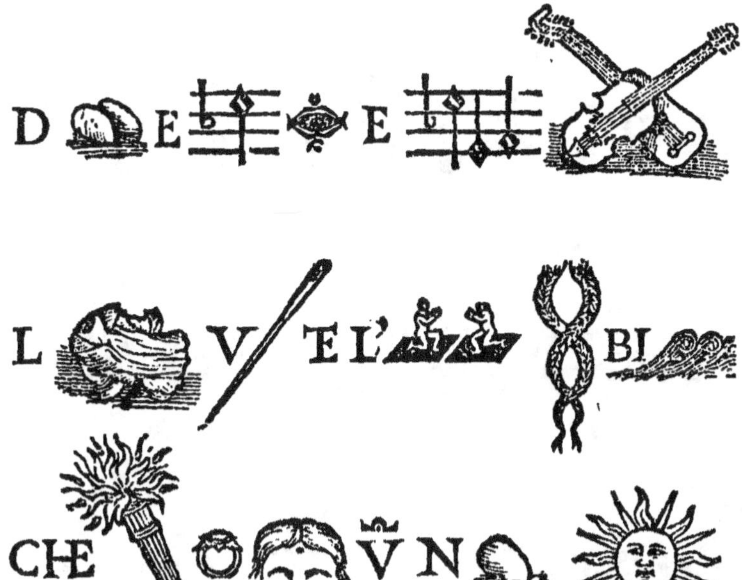

Do've la bocca e l'aure violé,

L'abito vago, et l'alme treccie bionde,

Che facean nel fronte un nuovo sole?

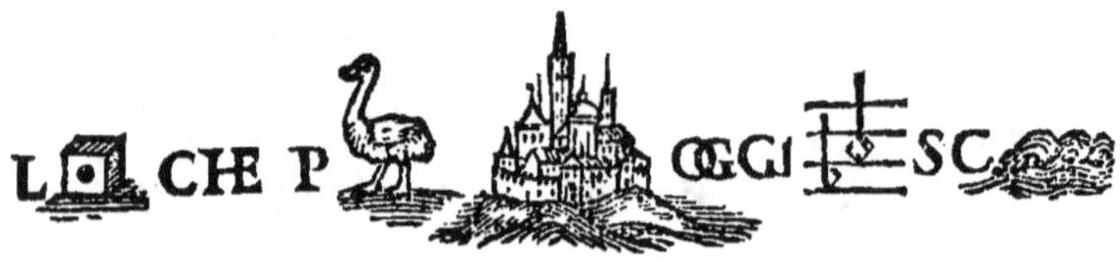

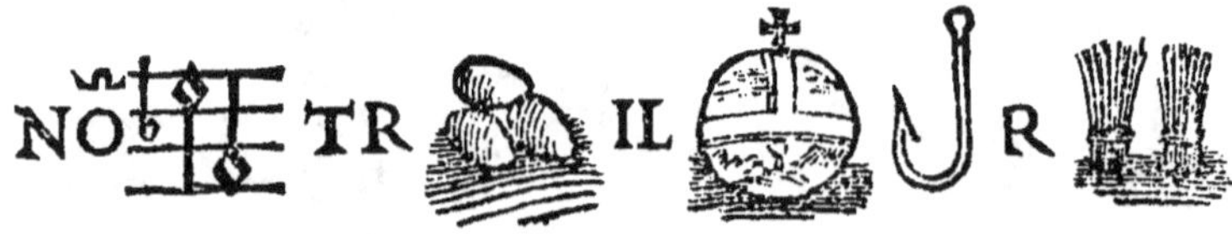

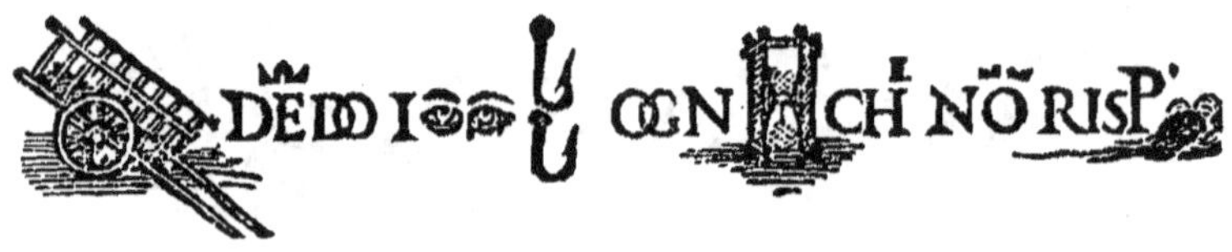

Lasso che poca terra hoggi l'asconde

Non la retruova' 'l mondo amor si duole,

Ch' ardendo io chiami ogn'hor chi non risponde.

Fol est qui se soucie.[1]

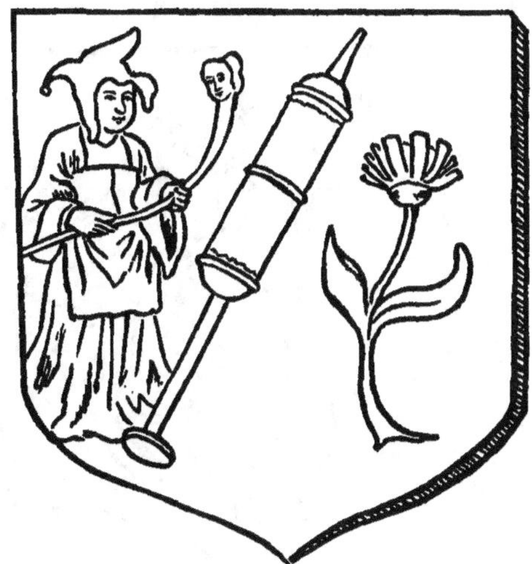

[1] Une seringue est appelée *Equiche* en Picard.

Ils sont si fols qui se heurtent.

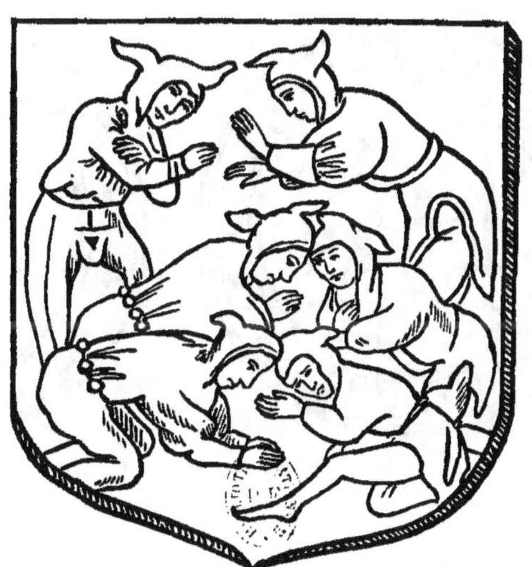

Page 13.—No. 1.

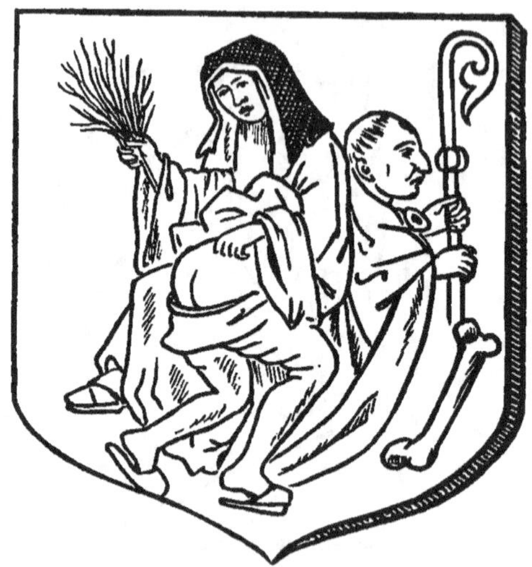

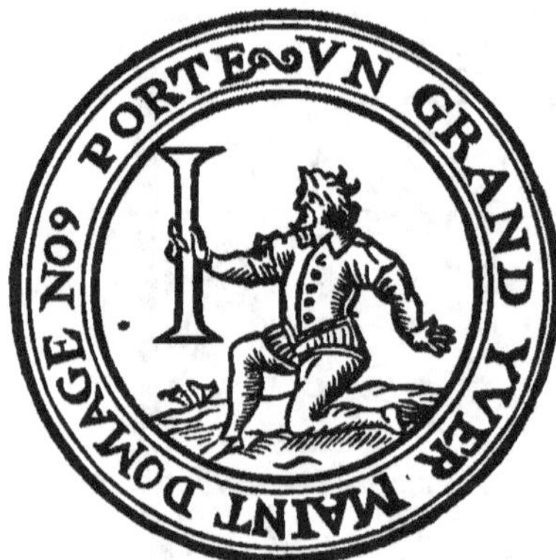

PORTE VN GRAND YVER MAINT DOMAGE NO9
I

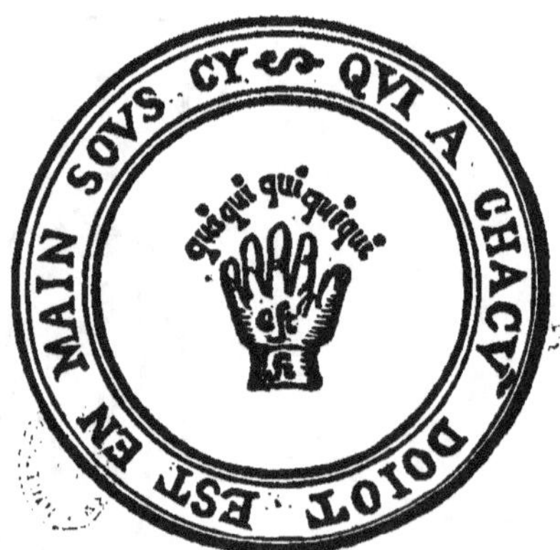

QVI A CHACV DOIOT EST EN MAIN SOVS CY
quiqui qui quiqui

Rondeau d'amours composé par signification.

———

Amour fait moult sargent dely se mesle

Car mes cincq sens sont en travail pour celle

De qui louange Ast ore est anoblie

Cest mon escu envers melancolie

Et mon deport, mon mire et ma tutelle

Corps et viz a de figure immortelle

Puis a franc cœur et l'œul qui ne depelle

Mon bon espoir ente de n'oublie mie

    Amour fait moult.

J'ay sceur acces vers sa ronde mamelle

Qu'a touchier ose et me repais sur elle

D'un franc baisier au remain je diz pye

Las selle truffe et joue a la toupye

De moy ne say sy ne la croy point telle

    Amour fait moult

Autre rondeau de mesme.

Ce n'est qu' abuz d'amours, et sa querelle

Pensez que c'est folye universelle,

Autres servans et je sommes pres las

De ses faulx tours et mi mors en ses las

E dieux je crois que raison ne s'en mesle

Attrapez seuz et miz a la couppelle

Dedens sa court si vins languir pour celle

Qui or me trompe et par qui diz hélas

Ce n'est qu'abuz, je la cognois si ne

L'euz pas pucelle force monnoye a

Corde sa vielle et maint cocquart y

Muse a bourseaux platz, pour ce y renonce et re

Metz telz solas aux nouveaulx qui mieulx dansent

Au chant d'elle ce n'est qu'abuz.

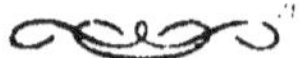

plusieurs méprises. Le premier interprète dont l'écriture est très belle, écrivit son explication au-dessus des Rébus qu'il devina. Le deuxième interprète donna son explication sur une feuille détachée.

Le deuxième manuscrit est in-4°, il contient 152 feuilles, et autant de *Rébus*, qui sont presque entièrement les mêmes que ceux du manuscrit précédent. Quatre ou cinq au plus, lui sont propres ; mais ce qui donne de l'avantage à ce dernier manuscrit, c'est qu'il est précédé par une table explicative des *Rébus*, ainsi intitulée : "Sen suit la table et repertoire de ce présent livre de Rébus, enseignant la signification d'ung chascun blazon, et le lieu où il est."

C'est avec raison que ces Rébus doivent être qualifiés de *Rébus de Picardie*, car la plupart ne peuvent être lus et expliqués qu'à l'aide de la connaissance des mots propres au Picard ; surtout de la prononciation qui caractérise cette langue provinciale, jadis d'une véritable importance, puisqu'il est établi qu'au treizième siècle, on parlait en France trois principaux dialectes ; au midi la langue *d'Oc*, au centre la langue *d'Oïl*, ou française, et au Nord la langue Picarde.[1]

Voici trois de ces rébus, avec leur explication :

1°. Six fous placés vis-à-vis l'un de l'autre, se heurtent la tête (*Heurter*, se quereller, se battre).

2°. Une mère folle tenant la marote ; à côté, une seringue (nommé *Esquisse* en Picard), et une fleur de soucie.

3°. Une religieuse fouette un abbé ; à côté, un os.

Vers le fin de ce même XVIème siècle (1592), une image in-folio, conservée aussi à la Bibliothèque Impériale de Paris, présente un Sonnet-Rébus, en faveur de Henri IV, qui ex-

---

[1] "Monnaies inconnues des Evêques des Innocents," etc., page 193.

prime les doléances des Royalistes contre les excès de la Ligue.

Les Rébus ne sont pas seulement entrés dans les livres de prières, comme nous venons de le voir, mais ils se sont même attaqués jusqu'aux livres Saints. Une partie des Evangiles a été imprimée en *Rébus*, de même que le *Tractatus colloquii peccatoris*, et le *Pange Lingua*. L'Eglise laissait faire, et voilà, dit M. Feuillet de Conches,[2] que le petit bourgeois, le petit marchand, se prit à son tour de folie pour le Rébus, au xvième siècle. Villes, faubourgs, villages et bourgades s'émaillent d'enseignes en Rébus illustrés, où l'esprit gaulois trouva lieu de s'épanouir, et la bêtise, occasion de se donner franche coudée.

Sauval, dans ses *Antiquités de Paris*, cite plusieurs enseignes en Rébus.

Outre la place qu'ils occupent dans les prières des églises, on les rencontre aussi dans le champ des sépultures. Les anciens cimetières de Picardie offraient de nombreux exemples de ces bizarres ornements. Les Rébus surgissaient en Picardie, comme les pommes de terre, chez un peuple voisin. Les médailles dont nous allons nous occuper, trouvées en grande partie dans les environs d'Amiens, en sont une preuve convaincante.

Durant l'hiver de 1836 un brocanteur apporta à M. Rigollo, savant numismate, à Amiens, quelques pièces de plomb d'une espèce toute particulière, que des ouvriers avaient découvertes en creusant la terre, à la suite de démolition de vieux édifices. M. Rigollo, après un examen attentif, trouva que ces pièces avaient été frappées à l'occasion des Saturnales

---

[2] "Causeries d'un curieux." Paris, 1862-66, 4 volumes gr. in-8°. tome 1er, p. 386.

Ecclésiastiques que nos bons aïeux célébraient sous le nom de *Fêtes des Innocents et des Fous,* et pour en perpétuer la mémoire.

Ces médailles-monnaies sont d'autant plus curieuses, qu'aucun vieux texte n'en fait mention, avant que le hasard les ait fait retrouver. Sur plusieurs d'entre elles se trouvent gravés des Rébus, pour lesquels on avait martelé l'imagination et fait une certaine dépense d'esprit. Ces monnaies de plomb étaient une imitation des pièces antiques frappées durant les Saturnales Romaines. Pierre Seguin a publié le premier en 1684 [1] une semblable monnaie de plomb, du temps de l'empereur Claude, et qui porte gravé le cri joyeux des Saturnales : IO. SAT. IO. Baudelot de Dairval [2] a donné une dissertation sur cette médaille, et en a fait connaître d'analogues. Ficoroni,[3] ainsi que le comte de Caylus [4] les regardent comme des pièces frappées à l'occasion des Saturnales. Les rois de ces fêtes romaines imitaient ainsi les empereurs qui lors de leur avénement faisaient des largesses, et distribuaient des pièces de monnaie.

De même les Evêques des Innocents et des fous voulaient, de leur côté, imiter les Evêques véritables dont les plus puissants jouissaient du droit de battre monnaie, et en faisaient des distributions, lors de leur première entrée dans leur église cathédrale.

Ces médailles en plomb découvertes à Amiens sont d'une si petite dimension, et les Rébus qu'offrent plusieurs d'entre elles, si compliqués et si mal dessinés, que le numismate qui

---

[1] Selecta Numismata antiqua.

[2] De l'utilité des voyages. 1686, t. 2.

[3] I piombi antiqui. 1740.

[4] Recueil d'antiquités. T. 3, p. 288.

les a fait graver, dans sa dissertation, avoue lui-même qu'il n'ose faire que des conjectures sur leur explication.

Les *Rébus* ont précédé les emblêmes et les devises qui en sont sortis sans les détruire. Le Coq gaulois symbolisant les Français (Galli) ne fut qu'une figure de Rébus.

Les emblêmes énigmatiques des armoiries et des armes parlantes ne sont encore que des *Rébus*. Guillaume d'Orange avait mis dans ses armes un *Cornet*, à cause de *Cort* (court) et *nez*, surnom que lui avait valu son nez camus. De même Colbert adopta dans ses armes la couleuvre, à cause du mot latin *Coluber*. Cette espèce d'écriture hiéroglyphique est connue en France et en Italie depuis le quinzième siècle, et au seizième, ces jeux d'esprit étaient fort en vogue.

Les libraires et les imprimeurs surtout réclament leur place, pour l'emploi de ces *Rébus*. Ainsi une *Galiote* était la marque de *Galiot du Pré*, avec l'inscription: *Vogue la guallée*. *Toussains Denis*, un saint Denis tenant sa tête entre ses mains et soutenu par deux anges: *Les Angeliers frères*, deux anges liés par un nœud que Jésus tient en la main, avec la devise: *Les anges liés d'un amour vertueux; alliance immortelle*; *Jean de la Marre*, des canards et des joncs au milieu d'une mare d'eau; *Jean Mareshal*, trois forgerons, battant le fer; *Pierre le Chandelier*, un chandelier à sept branches, avec la légende: *Lucernis accensis, fideliter ministro*. Ces sortes de Rébus sont extrêmement nombreux.[1]

Les peintres et les graveurs ont fait également usage des

---

[1] Voir *Marques typographiques, ou Recueil des monogrammes, chiffres, enseignes, emblêmes, devises, Rébus des libraires et imprimeurs*, etc., depuis l'introduction de l'imprimerie jusqu'à la fin du XVIe siècle. Par L. C. Sylvestre. 2 vol. 8°. Paris, 1867.

Rébus pour leurs marques et signatures, mais avec infiniment plus de sobriété que les libraires et imprimeurs. *Lucas Krug* ou *Kruger* (15ᵉ siècle) est connu sous le nom de *Maître à la cruche,* parce qu'il mettait en rébus une cruche entre les lettres initiales de son nom ; le peintre graveur *Zuberlin* (16ᵉ siècle) marque ses ouvrages de son chiffre, accompagné d'un petit baquet. *Zuber* en allemand veut dire *baquet,* dont le diminutif est *Zuberlin.*[1]

Les rébus prirent même quelquefois un véritable caractère artistique. Des artistes fameux ne dédaignèrent pas de leur les prêter le charme de leur talent. Des Rébus, accueillis dans les cercles de Florence et de Paris, avaient été immortalisés par la pointe des *Bosse* et des *La Belle.* Outre plusieurs feuilles de rébus Italiens gravés par celui-ci, en forme d'écran, les amateurs de ce genre en conservent beaucoup d'autres, publiés sous Louis XIV et Louis XV par les *Bonnard,* les *Mariette,* les *Crépy,* etc. A leur exemple, *Oudry,* en dessinant des *rébus,* ne crut pas avilir un art qu'il avait employé à décorer le palais des rois. Il attacha son nom à un almanac de Rébus de forme gigantesque. Le titre, le nom du peintre, l'adresse du marchand, étaient donnés en rébus, et pour ne pas trop embarrasser le public, l'explication se trouvait au bas de l'image. Sous Louis XIV, on voyait des services de dessert en porcelaine où étaient peints des rébus.[2]

Après les Rébus en peinture des objets viennent ceux

---

[1] Voir pour d'autres exemples : *Notices sur les graveurs qui nous ont laissé des estampes marquées de monogrammes, chiffres, rébus,* etc. Besançon, Taulin-Dessirier. 1807, 2 vol. 8°.

[2] *Recherches sur les jeux d'esprit,* par M. Canel. Evreux, 1867, 2 vol. in-8°.

par lettres ou syllabes et par transposition. Parmi les premiers on peut citer les suivants :

G. A. C. O. B. I. A. L. N. *J'ai assez obéi à Hélene.*

A. B. C. D. L. A. V. Q.   *Abbé, cédez, elle a vécu.*

Voici des syllabes qui placées les unes sur les autres,

ainsi : $\dfrac{\text{Pir. vent. venir}}{\text{Un. vient. d'un.}}$ signifie :

Un soupir vient souvent d'un souvenir.

L'ouvrage de Tabourot et celui de M. Canel donnent d'amples détails sur ce genre.[1]

Pendant la première Révolution Française, les *rébus* furent exclusivement politiques. Au commencement de l'an VII, une caricature représentait les cinq Directeurs, et au-dessous étaient gravés une lancette, une laitue et un rat : *L'an VII les tuera.*

Le jour des Rois 1796, on envoya au Directoire un gâteau sur lequel était figurée la liberté au milieu du soleil : *la liberté dans le plus grand des astres.*

Sous l'Empire et sous la Restauration, les *rébus* n'eurent plus guère pour domaine que les enveloppes des bonbons et la surface des assiettes. Le Journal *l'Illustration* qui parut en Mars 1843, les prit sous son patronage. Dans chaque numéro il y eût un *Rébus* dont l'explication était donné dans

---

[1] G. Peignot, dans son édition de 1808 des *Amusements Philologiques,* a inséré un article sur les *Rébus* qui ne se trouve plus, non plus que quelques autres, dans les éditions suivantes. Il y cite, avec l'explication, le rondeau de Jean Marot, que Tabourot attribue à tort à Molinet. Il cite encore plusieurs autres *rébus* que nous n'avons pu trouver, parce qu'il n'en indique pas la source, entr'autres le récit de Théramène dans *Phèdre.*

le numéro suivant. Or, comme ce journal a continué ce système pendant plusieurs années, c'est une des collections les plus nombreuses qui existent en ce genre. Toutefois, il faut avouer que plusieurs sont très mauvais et ne valent pas la peine d'être déchiffrés.

Voici comment s'exprime un des collaborateurs de ce journal dans *l'Almanac de l'Illustration* de 1844 : "Les *Rébus* de *l'Illustration* font les délices des souscripteurs ; ils ont seuls valu à cet estimable journal plus de vingt-cinq mille abonnés. On les attend avec impatience ; on en cherche le sens avec persévérance ; des paris s'ouvrent sur leur véritable signification, et les personnes qui les ont devinés s'applaudissent avec raison de leur perspicacité."

Après *l'Illustration,* ces hiéroglyphes ont trouvé bientôt d'autres organes, et l'on pourrait citer plus d'un homme grave qui leur a consacré quelques instants de loisir, pendant les dernières années de Louis-Philippe.[1]

Si la France et l'Italie ont cultivé le rébus, l'Angleterre et l'Allemagne ne sont pas restées en arrière. Un des plus savants écrivains de la sérieuse Albion, *Camden* dans un volume de Mélanges qu'il nous a laissés sous le titre de *Remains*, a consacré tout un chapitre aux Rébus qu'il a désigné sous le nom de *Name-devises.* Les Anglais, dit-il, ont emprunté à leurs voisins les Français bien des lois, coutumes, usages, et même des phrases entières, surtout depuis le Roi Edouard le Confesseur qui résida longtemps en France. Les historiens l'accusent d'en être revenu tout francisé. Après la conquête des Normands, ces emprunts augmentèrent,

---

[1] Canel, " Recherches sur les jeux d'esprit."

surtout après qu' Edouard III eut conduit ses armées victorieuses au cœur de la France.[2]

Citons textuellement quelques passages de *Camden* : "These (les rébus) were so well liked by our English in France, and, sent over the straits of Calais with full sail, were so entertained here, by all degrees, by the learned and unlearned, that there was nobody that could not hammer out of his name an invention by this wit-craft, and picture it accordingly. Whereupon, who did not busy his brains to hammer his device out of this forge?" Mr. Newberry to represent his name by a picture, hung up at his door the sign of a *Yew-tree*, that had several berries upon it, and in the midst of them a great golden N hung upon a bough of the tree, which by the help of a little false spelling made up the word *N-ew-berry*.[1]

Notre auteur rapporte plusieurs autres *rébus* inventés par des nobles, des abbés, des chanoines, et les faisant entrer ensuite dans l'écu de leurs armoiries. Un amoureux, dit-il, exprime sa passion à une jeune fille du nom de *Rose Hill*, en

---

[2] Il est à remarquer que la plupart des autres auteurs anglais on confondu, dans leur définition l'Emblême avec le Rébus. *Cotgrave* à l'article *Emblema* de son Dictionnaire dit : "it is a picture expressing some particular conceit.

"An Emblem, dit *Francis Quarles*, is but a silent parable."

Et Bacon lui-même dans son *Advancement of Learning* présente une définition de l'Emblême qui peut comme les deux précédentes s'appliquer également bien au Rébus : "Embleme deduceth conceptions intellectual to images sensible, and that which is sensible more forcibly strikes the memory, and is more easily imprinted than that which is intellectual."

[1] Addison a inséré cette anecdote de Camden, dans le *Spectator*, No. 59, May 8, 1711, d'où nous l'extrayons.

faisant broder sur la bordure de son habit, une rose, une colline, un œil, un pain et un puits ; en Anglais : a rose, a Hill, an eye, a loaf, a well. Ce qui signifiait : *Rose Hill, I love well.*

L'usage des nobles Anglais de chercher des rébus applicables à leurs noms, fut tourné en ridicule par *Ben Jonson,* dans sa description comique de l'*Alchimist,* où l'on veut trouver un rébus propre à servir d'enseigne à *Abel Drugger.* Ce qui perdit le *Rébus* en Angleterre, ce fut l'usage que l'on en fit pour des enseignes de tavernes. Dans un livre anglais curieux et assez rare sur ce dernier sujet, ou trouve gravé un assez grand nombre de ces enseignes-rébus. Aujourd'hui encore, dans l'art héraldique, les écussons d'armoiries nouvelles présentent souvent des espèces de rébus.

En Allemagne les anciens livres à emblêmes gravés offrent plusieurs exemples de rébus, et chaque année la presse produit encore nombre d'ouvrages populaires sur ce sujet. En un mot, en Europe, la matière est inépuisable, et l'on formerait toute une bibliothèque de ces sortes de livres. Outre ceux que nous avons cités dans cet essai, nous donnerons en appendix quelques un des principaux d'entre eux.

Que le lecteur ne s'imagine pas que le Rébus ait été sans influence morale sur la société, car a dit *M. J. Sandeau,* dans son article : *Amusements de l'esprit,*[2] " dès que les riens charmants que les Romains appelaient *Nugæ difficiles,* cessèrent d'amuser le public, il ne pleura plus à Racine, et alors commencent les horreurs dont le drame et les romans modernes nous inondent."

---

[2] Dictionnaire de la conversation et de la lecture. Paris, BELIN-MANDAR, 1839, in 8°.

Le rébus s'est peut-être souvent glissé où nous ne le soupçonnons guère ; ce qui a sans doute suggéré à M. Leber la pensée suivante : " Que de Rébus, prétendus hiéroglyphiques, ne figurent dans nos Musées, décorés de ce docte titre, que parceque l'esprit et les types en sont perdus pour nous, et qu'il ne nous reste dans leurs images, que des énigmes indéchiffrables où l'on voit tout ce que l'on veut, depuis qu'on ne sait plus reconnaître ce qui s'y trouve."

APPENDIX.

1°. "Recueil d'emblêmes, devises, rébus &c. au nombre de plus de 1200, avec leurs explications." (Par VERRIER.) Paris, 1724. 8°.

2°. "Dictionnaire des Monogrammes, chiffres, rébus &c. traduit de l'Allemand," par M** (SELLIM). Paris, 1750, et 1762. 8°.

3°. "La philosophie des images," par le Père C. F. MENESTRIER. Paris, 1682. 8°. L'auteur y examine les ouvrages de plus de trente écrivains.

4°. "L'art de faire les devises, où il est traité des hiéroglyphes, &c., &c.," par HENRY ESTIENNE. Paris, 1645. 8°.

5°. "Les Hiéroglyphes de J. P. Valerian, dit Pierius, augmentés des deux livres de Cœlius Currio, et traduits en français," par J. DE MONTLYART. Lyon, 1616, in fol.

6°. OCHMANN, "Zur Kenntniss des Rebus."

7°. ALGIER, "Räthsel-Taschenbuch."

8°. SIMROCK, "Das deutsche Räthselbuch."

9°. FRANZ, "Deutscher Räthselschatz."

10°. SPHINX, "Räthselsammlung zur Schärfung des Nachdenkens. 1859."

11°. WOLFF, "Räthselbüchlein. 1858."

12°. "Syntagma de Symbolis &c. per Claudium Minoëm." (MIGNAULT.) Lugduni, 1613.

13º. Gabriel Symeon, "Devises ou emblêmes héroïques et morales.   Lyon, 1561."

14º. "Ori Apollinis Niliaci, de sacris notis et sculpturis, libri duo, &c." Parisiis, apud Jacobum Kerver, 1851.

15º. "Orus Apollo d'Egypte, de la signification des notes hiéroglyphiques des Egyptiens."   Paris, Kerver. 8º. 1543.

16º. "The Hieroglyphics of Horopollo Nilous." 8º. Londini, W. Pickering.   1840.

17º. "Les cinq livres des Hiéroglyphiques, par Dinet. 4. Paris, 1614.